ÉTUDES SUR LA REVACCINATION.

ÉTUDES

SUR

LA REVACCINATION,

PAR

Le docteur P.-D. LALAGADE,

Lauréat de l'Académie Impériale de médecine, Directeur du Dépôt de Vaccine pour le département du Tarn, médecin de l'hôpital civil et militaire d'Albi, médecin du bureau de bienfaisance de la même ville, membre du Comité d'hygiène et de salubrité publique, etc.

La vaccine n'est pas inviolable. Il y a quelque chose de plus infaillible que la vaccine, c'est la revaccination.

Bonne pour tous, elle préserve les uns et donne toute sécurité aux autres.

PARIS,

Chez J.-B. Baillière, Libraire de l'Académie impériale de médecine, rue Hautefeuille, 19.

1857

A Monsieur B. REMACLE, Préfet du Tarn, Chevalier de la Légion-d'Honneur,

A Messieurs les membres du Conseil général du Tarn,

A Monsieur J.-B. Bousquet, de l'Académie impériale de médecine, Directeur du service de Vaccine, Chevalier de la Légion-d'Honneur,

J'ai été honoré, dans plusieurs circonstances, de vos encouragements.

Je suis heureux de vous réunir, ici, dans un même sentiment de reconnaissance.

LALAGADE.

AVANT-PROPOS.

On a beaucoup écrit sur la vaccine et sur son admirable propriété de préserver de la petite vérole ceux qui se mettent sous sa protection.

Non-seulement il est prouvé que la vaccine a augmenté la vie moyenne, qu'elle a reculé les bornes de la mort ; mais, comme nous l'avons dit autre part, une foule de faits recueillis par des observateurs consciencieux, par des praticiens célèbres, a démontré qu'en dehors de sa vertu prophylactique, le virus vaccin avait une action thérapeutique et bienfaisante.

Toujours utile, jamais nuisible, la vaccine est un bienfait immense pour l'humanité, bienfait si matériellement établi, qu'il y a bien peu de vérités en ce monde aussi évidentes et surtout aussi consolantes.

La science et la pratique médicales puissamment secondées par les différents gouvernements qui se sont succédé, ont tant fait pour la vaccination qu'il est aujourd'hui, nous le croyons, tout-à-fait inutile de faire son éloge en France, et de s'occuper de certaines oppositions systématiques, si victorieusement combattues par l'argument irrésistible des faits.

Les anathèmes fulminés par M. le docteur Verdé-Delisle et par M. L. Carnot, officier d'artillerie, contre la vaccine, n'ont été qu'un grand bruit.

Ils n'ont pas alarmé, même un instant, le calme et la confiance entière des vaccinateurs et des populations.

Comme toutes les grandes découvertes, la vaccine a eu ses détracteurs.

Comme toutes les grandes vérités les mieux établies, la vaccine a ses blasphémateurs.

Mais ses blasphémateurs d'aujourd'hui, comme ses détracteurs d'autrefois, augmentent ses triomphes et lui servent de trophées.

Dans les premiers temps, de prétendus philanthropes, des chercheurs de célébrité effrayaient les populations en annonçant que la vaccine inoculée à l'homme lui transmettrait la *ressemblance,* les *maladies,* l'*instinct* de l'animal qui donnait le cow-pox?.... Le ridicule seul a survécu à ces extravagantes prophéties.

Grâce à Dieu, l'extérieur de l'homme n'a rien perdu de sa noblesse, et sa haute intelligence n'est point descendue à l'instinct de la brute.

Grâce à Dieu et à la vaccine, la femme, par sa beauté et ses charmes, fait, plus que jamais, l'ornement comme le bonheur de la création.

De nos jours un homme *passionné* pour la petite vérole, et qui, nous le regrettons profondément, appartient à la science médicale, ose jeter un défi à tout son siècle.

La dégénérescence physique et morale de l'espèce humaine par le vaccin.

Telle est la conception, tel est le thême d'un cerveau en travail au milieu du 19e siècle !....

« Aux puissantes races des *varioleux* a succédé une géné-
» ration de *vaccinés*, petite, maigre, chétive, chauve,
» myope, imbécile. — »

Telles sont les sombres et effrayantes couleurs jetées pêle-mêle sur le tableau de la société actuelle.

» La fièvre typhoïde, le croup, la phtisie, les scrofules,
» le cancer, les aliénations mentales, les pneumonies, les
» anévrismes du cœur, le suicide, etc., etc. — »

Voilà le cortège de la vaccine ; voilà l'effrayante et désolante découverte d'un esprit pessimiste, pour ne pas dire le rêve d'une imagination en délire.

Est-ce que la vie moyenne des populations ne s'est pas très-sensiblement accrue depuis la découverte de la vaccine ?

Est-ce que notre admirable et magnifique armée, *toute* composée de *vaccinés*, n'est point à la hauteur des siècles *varioleux* qui nous ont précédés ?

Est-ce que, au *physique* comme au *moral*, notre glorieuse armée de héros n'a point, devant l'incomparable Sébastopol, surpassé tous les prodiges connus dans l'histoire des peuples ?

Est-ce que notre génération d'agriculteurs et d'ouvriers, généralement *vaccinés*, ne se fait pas plus remarquer que ses ancêtres *varioleux*, par la variété, la richesse et la magnificence de ses productions ?

Toute notre époque, fière, à juste titre, de son génie et de toutes ses merveilles, est debout pour protester contre une accusation aussi injuste qu'incroyable.

Il est inutile d'ajouter que la *vaccine* n'est pas très-certainement coupable de ce monstrueux enfantement. L'inventeur de notre *décadence* écrit qu'il a eu le *bonheur* de jouir des bienfaits ineffables de la *variole*.

Mais faisons paix et silence autour des ennemis de la vaccine. Elle n'a nullement besoin de défenseurs contre les partisans de la cruelle et affreuse petite vérole.

Des millions d'expériences ont consacré, depuis plus d'un demi-siècle, l'utilité de cette admirable découverte. L'univers entier bénit la mémoire de l'immortel Jenner.

Il n'en est pas malheureusement ainsi de la revaccination. Elle a rencontré et elle rencontre de très-nombreux obstacles et des oppositions très-grandes. Les populations ignorent, généralement, même le nom de cette excellente pratique. Un certain nombre de médecins, croyant à l'inviolabilité d'une première vaccine, déclare la revaccination impossible et la repousse comme inutile; beaucoup sont indifférents.

Cependant, nous paraissons entrer dans une nouvelle et plus heureuse phase pour la revaccination.

Le célèbre rapporteur de l'académie impériale de médecine, M. Bousquet, cite encore, dans son remarquable travail de cette année, de nombreux succès pour 1854 et de nouveaux partisans de la vaccine supplémentaire. Nous avons été heureux surtout d'apprendre que les comités de vaccine des départements du Rhône et de la Gironde s'étaient déclarés en faveur de la revaccination. Nous regrettons que, moins bien inspirés que le comité central du département du Tarn, ils veuillent en limiter l'usage au temps d'*épidémie* de petite vérole seulement.

Mais l'académie impériale de médecine, mais les comités de vaccine de France n'adoptent ni ne conseillent les moyens qui pourraient régler et généraliser cette excellente méthode.

On dirait que nous sommes encore au temps des épreuves et contre-épreuves !

En 1851, nous communiquâmes à nos honorables collègues du comité central de vaccine du département du Tarn, un mémoire que nous soumettions aux appréciations de l'académie impériale de médecine sur la revaccination.

Cette compagnie savante, en rendant compte de notre travail, déclara que les convictions n'étaient point encore assez formées par l'observation pour formuler une doctrine sur la vaccine supplémentaire. (Voir le rapport sur les vaccinations pratiquées en France pendant l'année 1850, page 31.)

Nous n'avons rien à retrancher, aujourd'hui, de nos opinions d'alors. Au contraire, des faits nouveaux, de beaucoup plus nombreux et partant plus concluants, sont venus corroborer notre thèse. Plus que jamais nous sommes intimement convaincu que non-seulement il y a opportunité, mais encore qu'il y a absolue nécessité de revacciner tous les vaccinés. La théorie et la pratique conseillent, et la prudence exige la revaccination.

La revaccination doit être universelle, attendu qu'il est et qu'il sera toujours impossible de reconnaître, à priori, les différentes aptitudes vaccinales ; de distinguer les vaccinés qui doivent encore quelque chose à la variole d'avec ceux qui ont payé le tribut tout entier. En théorie, il n'y a aucune difficulté ; en fait, l'expérience l'a prouvé.

Nous espérons établir dans notre travail : 1° qu'une seule vaccination est insuffisante pour satisfaire *toutes* les organisations pendant *toute* leur vie ; 2° que la revaccination donne, après une première vaccination *irréprochable*, de vrais boutons, des boutons présentant tous les caractères d'une bonne et légitime vaccine ; enfin, des boutons *préservateurs*.

De cette double démonstration, il découlera naturellement la conclusion logique et irrésistible qu'il est utile, qu'il est absolument nécessaire d'avoir recours à une vaccination supplémentaire pour préserver infailliblement *tous* les vaccinés des atteintes de la petite vérole.

La vaccine n'est pas inviolable. Il y a quelque chose de plus infaillible que la vaccine, c'est la revaccination.

Toujours utile, très souvent nécessaire, la revaccination est le supplément indispensable d'une première vaccine.

Bonne pour tous, elle préserve les uns et donne toute sécurité aux autres.

Nous terminerons, après quelques réflexions sur la théorie et la pratique de la revaccination, par l'exposé des moyens que nous croyons les plus propres à favoriser sa propagation en France.

Nos convictions sont profondes. Notre opinion et notre pratique appartiennent irrévocablement à la cause de la revaccination.

Si, dans la démonstration de notre thèse, nous nous laissions entraîner, malgré nous, à des conclusions trop absolues, trop *personnelles*, et à ne pas tenir assez humblement compte des objections qui font encore hésiter la science, nous supplions nos lecteurs de nous accorder toute leur indulgence, en raison de nos convictions intimes et de tout notre dévouement à la cause que nous défendons.

Nous avons été et nous serons toujours heureux d'avoir et de professer le plus grand respect pour l'opinion de nos confrères, qui ont une manière de voir opposée à la nôtre. Qu'ils nous permettent seulement d'émettre ici le vœu bien légitime pour nous, et surtout pour le plus grand bien de la vaccine supplémentaire, que la lumière se fasse autour d'eux, par de nouvelles et nombreuses expériences. La revaccination y gagnera d'autant plus que les convictions partiront de plus haut !

Si nos arguments, basés sur l'observation la plus scrupuleuse d'un grand nombre de faits laborieusement recueillis, si notre amour et notre zèle pour la vaccine supplémentaire amenaient quelques-uns de nos confrères, incrédules ou indifférents, à la doctrine et surtout à la pratique de la revaccination, nous serions amplement dédommagé de notre peine et de nos efforts. Si nous avons entrepris un travail au-dessus de nos forces ; si nous restons au-dessous de l'importance de notre travail, au-dessous du but auquel nous tendons, il nous restera toujours une grande satisfaction, une récompense bien douce pour notre cœur, c'est d'avoir essayé, dans la limite de nos moyens, d'être utile à nos semblables, en voulant démontrer et populariser la revaccination.

Décembre 1856.

CHAPITRE PREMIER.

Insuffisance d'une seule vaccination pour satisfaire les aptitudes varioliques de tous les vaccinés pendant toute leur vie.

Jenner et ses nombreux disciples crurent en l'infaillibilité de la vaccine ; ils promettaient à leurs vaccinés une immunité complète, absolue. Ils enseignaient et que le vaccin était inaltérable, et que la vaccine était inviolable : c'était toute leur doctrine. Cette foi ou plutôt ces espérances leur paraissaient bien légitimes, quand tous les vaccinés, dans les premières années de la découverte, traversaient impunément les épidémies de petite vérole les plus meurtrières ; quand les inoculations varioliques n'avaient aucune prise sur eux ; quand, enfin, ils sortaient triomphants des nombreuses épreuves auxquelles ils étaient soumis. Et cependant Jenner et ceux qui pensaient comme lui, étaient dans une erreur profonde ; la vaccine n'était point inviolable. Mais qui oserait reprocher cette douce illusion à l'auteur de la découverte du cow-pox ?

On ne pouvait pas savoir, à priori, si le virus vaccin anéantissait du premier coup et pour toujours l'aptitude variolique, ou s'il ne la faisait disparaître que pour un temps plus ou moins limité ; on ne pouvait pas savoir, dans le principe, si le précieux liquide ayant pris une fois domicile, avait un effet incessant et éternel sur l'économie qui le recevait, si son action était différente suivant les sujets ; il aurait fallu, enfin, connaître s'il n'y avait point de grandes aptitudes vaccinales comme il y a de grandes aptitudes varioliques.

A l'expérience seule il appartenait de porter un jugement certain, irrécusable.

Que de mécomptes, que de cruelles déceptions on éviterait, si on attendait avec calme la décision suprême des temps, ce juge infaillible des hommes et des choses !

Mais si le doute est salutaire, s'il est commandé par la raison, il faut céder avec empressement, quand la lumière est faite, à l'évidence des faits.

Dans le compte-rendu des vaccinations pratiquées en France dans l'année 1810, Husson, secrétaire du comité central de vaccine, après avoir fait connaître une infinité d'observations qui prouvaient que les vaccinés co-habitaient impunément avec des varioleux, qu'ils étaient rebelles à toute inoculation variolique, ajoute : « Il semblerait, cependant, que dans quelques circonstances l'effet préservatif » de la vaccine dont nous venons de rapporter tant d'exemples, aurait été en défaut, et que la petite vérole se » serait développée sur des sujets qui auraient été vaccinés. » Le comité qui n'a jamais rencontré un cas semblable » serait en droit de suspendre son jugement à cet égard ; » mais en même temps sa scrupuleuse impartialité lui » fait une loi de rapporter tout ce qui est venu à sa connaissance sur ce sujet important. » (Page 81).

Le rapporteur cite quelques faits mentionnés par des médecins vaccinateurs. Le comité ne pouvant pas douter de la vérité des observations, se demande si la fausse vaccine n'est point la cause de la petite vérole chez ces vaccinés.

Peu à peu les exceptions se multiplièrent et le nombre des varioleux augmentant parmi les vaccinés, on fut bien obligé d'accepter comme un fait positif, incontestable, que la vaccine n'était point inviolable, même chez les sujets qui n'avaient point présenté des boutons de fausse vaccine, chez lesquels, au contraire, on avait constaté les caractères les plus favorables d'une bonne préservation.

C'est aujourd'hui la croyance populaire, c'est l'opinion de la science basée sur l'expérience.

Les faits sont des faits, et bon gré, mal gré, il faut bien les accepter tels qu'ils sont.

Les médecins observateurs et les hommes de la science voulurent se rendre compte d'une circonstance aussi importante. Ils interrogèrent les faits dans tous leurs détails; ils étudièrent les causes, et arrivèrent à la cruelle mais irrésistible conviction matériellement établie que *tous* les vaccinés n'étaient point préservés pendant *toute* leur vie contre les atteintes de la petite vérole. Déjà, en 1807, le docteur Brown avait proposé la revaccination contre l'insuffisance de la vaccine. Le conseil était prématuré. Mais n'anticipons point nous-même sur la marche que nous nous sommes tracée dans ce travail.

S'il fut pénible pour les vaccinateurs de constater et de proclamer, par amour pour la vérité, l'insuffisance de la vaccine pour protéger tous les sujets vaccinés de la contagion variolique, ils eurent une bien douce et bien grande consolation par la certitude que la violabilité du liquide préservateur restait dans les exceptions et que, même dans ces derniers cas, la vaccine n'était point complètement sans résultats.

En effet, les observations démontraient de la manière la plus évidente, la plus saisissante que, si la vaccine était insuffisante pour protéger tous les vaccinés des attaques de la petite vérole, elle avait toujours le privilége bien précieux de modifier avantageusement et à jamais leurs aptitudes varioliques.

La petite vérole des vaccinés est plus bénigne, infiniment moins dangereuse. Les rares exceptions confirment cette dernière proposition. La science et la pratique vaccinales sont unanimes pour reconnaître que la petite vérole des vaccinés n'est, *en général,* qu'un diminutif de cette cruelle et affreuse maladie. La vaccine a créé, si nous pouvons nous exprimer ainsi, une nouvelle petite vérole à laquelle on a donné le nom de *varioloïde*.

Si la varioloïde a existé, comme le croient plusieurs vaccinateurs, avant la découverte de la vaccine, il n'en est pas moins très certain qu'elle est, depuis cette époque, de beaucoup plus fréquente.

Des écrivains ont prétendu que des sujets vaccinés de la main même de Jenner, avaient été atteints de la varioloïde. Nous ne voulons ni accepter, ni combattre cette assertion. Nous nous contenterons de dire que nous avons une confiance entière dans la bonne foi, dans la probité médicales du grand bienfaiteur de l'humanité. Notre croyance intime est que, si Jenner avait constaté des atteintes quelconques de petite vérole chez ses vaccinés, il n'aurait point affirmé que la vaccine était inviolable, et qu'il n'aurait point assuré une immunité complète et absolue à tous ceux qui se mettaient sous sa protection. Au reste, que la varioloïde ait atteint les vaccinés de Jenner ou qu'elle les ait tous respectés, ce fait ne contrarie nullement notre manière d'apprécier les effets du virus préservateur, comme nous le verrons plus tard.

Tous les premiers vaccinateurs, nous l'avons déjà dit, tous les auteurs qui ont écrit sur cette matière importante, pendant les premières années de la découverte, affirment de la manière la plus positive que la vaccine est un préservatif sûr et inviolable de la petite vérole. Ils sont unanimes pour une préservation indéfinie. Les rapports du comité central de vaccine où se trouvent consignés, d'une manière si précise et si fidèle, tous les documents recueillis en France, proclament les mêmes appréciations, portent le même jugement sur l'infaillibilité du virus vaccin jusqu'à l'année 1811. C'est à cette date que pour la première fois la science fut obligée de reconnaître qu'il existait réellement des faits qui prouvaient que quelques vaccinés avaient été atteints de variole. Plusieurs cas isolés, il est vrai, mais religieusement observés, firent douter de la vertu indéfinie de la vaccine, pour préserver toujours de la petite vérole. Aux hésitations succéda une certitude matérielle, quand il fut donné de bien étudier la question dans les épidémies. Les épidémies sont, en effet, les grands champs de bataille de la variole. C'était dans ces moments suprêmes où son ennemi est si formidable, que la vaccine devait montrer qu'elle était inviolable, qu'elle était invincible, ou qu'elle était susceptible de recevoir des blessures plus ou moins nombreuses, plus ou moins graves.

Les épidémies, comme les observations isolées, prouvèrent qu'un certain nombre de vaccinés était susceptible de retomber sous les coups de la petite vérole, mais que la petite vérole des vaccinés était, de beaucoup, moins meurtrière. La science vaccinale, fidèle à son sublime mandat, annonça alors *officiellement* que le virus vaccin n'était point inviolable, mais que le précieux préservatif avait la propriété de modifier avantageusement les récidives varioliques.

Notre intention n'est point de donner le tableau des différentes statistiques qui ont été publiées sur toutes les épidémies de petite vérole qui ont régné depuis la découverte de la vaccine. Nous engageons nos lecteurs à lire l'importante dissertation de M. Bousquet, de l'Académie impériale de médecine. (*Nouveau Traité de la Vaccine et des éruptions varioliques*, pages 248 à 336). Dans cette partie de son ouvrage, l'auteur donne un aperçu de la question par l'exposition des divers tableaux représentant toutes les épidémies qui ont affligé l'humanité depuis l'année 1816 jusqu'à 1841.

Après l'exposé fidèle et circonstancié des différentes épidémies de petite vérole, M. Bousquet, dont l'autorité a tant de valeur dans la science et dans la propagation de la vaccine, professe la même opinion que celle que nous venons de faire connaître. Sa doctrine conclut et à la faillibilité de la vaccine, et à la modification constante et heureuse de l'aptitude variolique chez les vaccinés.

Les vérités les mieux assises ont leurs contradicteurs. Parmi nos adversaires bien connus, nous nous contenterons de citer M. Puyoo. Cet honorable praticien n'admet point de *fraction* dans les effets du virus vaccin. Il ne veut point de demi-garantie, « il faut, dit-il, que la vaccine préserve » complètement et à toujours, ou il faut rester exposé à » toutes les chances de la variole, comme si on n'avait » rien fait pour s'en préserver ou pour en adoucir les » coups. »

Nous aurions compris ce dilemme dans les premières années de la découverte de la vaccine, à cette époque où l'on pouvait avoir des espérances, mais où l'on devait avoir des doutes. Aujourd'hui les faits ont parlé, et ont parlé si universellement qu'on ne doit plus se livrer à des idées théoriques, à des suppositions simplement spéculatives. Il faut bien que M. Puyoo admette avec le corps médical, avec presque tous les vaccinateurs, et que la vaccine préserve le plus grand nombre de ceux qui se confient en elle, et que la petite vérole est plus bénigne chez les vaccinés, qu'elle est discrète et infiniment moins meurtrière : c'est là la sanction de l'expérience. Mais alors il faut bien admettre nécessairement que l'économie des varioleux chez les vaccinés a été profondément modifiée, et toujours avec un incontestable avantage. Penser et professer le contraire, c'est agir, suivant nous, contre toutes les lois de la logique et contre les principes fondamentaux d'une saine pratique.

Dès qu'il fut bien établi que la petite vérole attaquait un certain nombre de vaccinés, on chercha à expliquer cette impuissance du virus vaccin; on voulut motiver la cause de la préservation temporaire et relative, si bien constatée dans plusieurs circonstances. Les auteurs qui ont traité ce sujet sont loin d'être d'accord. Les uns l'ont attribué à la fausse vaccine; les autres à l'irrégularité de l'éruption vaccinale; les troisièmes aux insuccès complets d'une première vaccine, insuccès qui n'avaient point été vérifiés par les vaccinateurs. Plusieurs ont invoqué la dégénérescence du virus vaccin. Enfin, l'on a dit, et, d'après nous, avec infiniment plus de vérité, que la vaccine ne pouvait point satisfaire du premier coup et pour toujours certains sujets avides du précieux liquide, comme ils le sont du virus variolique, certaines organisations insatiables dans leurs aptitudes. Quoique partageant, dans toute son étendue, cette dernière opinion, nous ne voulons point exclure les autres mentionnées plus haut. Au contraire, nous les admettons pour la plupart.

Nous ne ferons point de l'érudition historique. Notre intention n'est pas de produire et de discuter toutes les doctrines qui ont été émises pour expliquer la récidive vaccinale, c'est-à-dire l'aptitude nouvelle à contracter la petite vérole chez un certain nombre de vaccinés. Nous mentionnerons les principaux systèmes sans les approfondir. D'ailleurs, nous n'apprendrions rien à nos lecteurs. Notre but principal, sinon unique, est d'apporter à la science et à la pratique vaccinales le contingent de nos observations, des faits nombreux et concluants qui nous ont donné une opinion bien arrêtée sur la vertu prophilactique de la vaccine.

Notre ambition est moins de fixer la science que de lui fournir des matériaux.

On peut grouper autour de trois doctrines toutes les appréciations, tous les systèmes émis sur la préservation vaccinale.

La préservation absolue. Cette doctrine a été proclamée par Jenner, par Woodville, Pearson, Sacco. Nous l'avons dit, en général tous les vaccinateurs de la première époque, avaient la conviction et affirmaient, de la manière la plus absolue, que le virus vaccin avait la propriété de préserver, et à toujours, de toute atteinte variolique. De nos jours, il y a des hommes haut placés dans la science et dans l'estime publique tels que MM. Eméry, Moreau, Gauthier de Claubry, qui défendent la doctrine de Jenner.

La préservation temporaire. Cette opinion a de grandes autorités pour elle. MM. Bousquet, Guerssent, Dézeiméris, Blache, etc., etc., professent que le précieux liquide préservateur de la petite vérole perd graduellement de sa vertu anti-varioleuse, dans l'économie qui l'a reçue, et que cette vertu, en s'affaiblissant, peut disparaître entièrement dans un temps plus ou moins éloigné. Les uns indiquent, pour motiver leur manière de voir, le simple affaiblissement de la préservation vaccinale; les autres invoquent la dégénérescence du virus vaccin pendant ses innombrables et incalculables transmissions.

La troisième doctrine est une doctrine de *conciliation*. M. Serres, de l'Institut, enseigne, avec ce corps savant, que la préservation est indéfinie, absolue chez un certain nombre de vaccinés; qu'elle est plus ou moins prolongée; qu'elle est quelquefois très-limitée, suivant les différentes constitutions, suivant les idiosyncrasies vaccinales ou varioliques.

Enfin, l'on pourrait ajouter qu'il existe une dernière opinion que nous pourrions caractériser : l'opinion des *consciences extraordinairement timorées*. Les observations, quoique *très-nombreuses*, ne seraient point suffisantes, et il faudrait laisser au temps le soin de juger la préservation vaccinale !

Nous avons étudié pendant longtemps et avec un grand désir d'arriver à la vérité, ces divers systèmes qui, tous, ont des partisans et des défenseurs célèbres. Nous l'avouerons très franchement; nous étions tour-à-tour ébranlé par la nature même des faits diversement expliqués, et par le caractère des auteurs d'une égale probité scientifique.

Le doute était bien pénible et bien cruel pour nous qui avons toujours eu un culte et un zèle tout particulier pour la pratique vaccinale. Nous nous demandions dans le silence de notre conscience, si la revaccination était une chose bonne, utile, nécessaire; ou bien, si la vaccine supplémentaire était une opération simplement ennuyeuse pour les sujets qui s'y soumettaient, et tout-à-fait inutile, sous le rapport de la préservation, après une première vaccine irréprochable.

L'intérêt seul des vaccinés nous préoccupait. Nous ne nous préoccupions nullement de la peine et des efforts des vaccinateurs. Dans toutes les questions qui intéressent l'humanité, le médecin, toujours fidèle à sa noble mission, est l'homme, par excellence, de dévouement et d'abnégation.

Il n'y avait qu'un moyen pour nous de sortir de cette désolante perplexité, c'était de conquérir une opinion personnelle basée sur notre expérience. Nous nous mîmes à l'œuvre, et Dieu merci, nous sommes arrivé à nous donner une conviction intime, profonde et inébranlable.

On peut et on doit hésiter quand on se trouve en présence d'affirmations contraires et également honorables, mais il n'est plus permis de douter quand on a sous les yeux l'évidence matérielle de l'observation personnelle.

Nous laissons parler les faits.

CHAPITRE DEUXIÈME.

La revaccination donne de vrais boutons de vaccine, des boutons préservateurs de la petite vérole.

De l'insuffisance d'une seule vaccination à la vaccine supplémentaire, il n'y avait place que pour une bonne pensée.

Dès que l'expérience eut démontré, de la manière la plus positive, que tous les vaccinés n'étaient point préservés contre les atteintes de la petite vérole, les vaccinateurs durent chercher un moyen propre à combattre cette fâcheuse impuissance. Naturellement ils demandèrent à la vaccine elle-même un remède à ses propres faiblesses. On inocula de nouveau le virus vaccin à des sujets vaccinés. Les observations de vaccine secondaire se multiplièrent. Les faits religieusement recueillis ne répondirent point de la même manière. Les médecins expérimentateurs obtinrent, les uns des résultats très-affirmatifs, les autres des résultats négatifs. Quelques-uns constatèrent de simples efflorescences vaccinales ou de fausses vaccines.

C'est avec ces éléments divers que nous commençâmes notre expérimentation.

Dans les premières années nous éprouvâmes de très-nombreuses et de très-grandes difficultés pour opérer quelques revaccinations isolées. Raisonnements, supplications, influence médicale, tout était inutile. On nous plaisantait et on souriait quand nous insistions. Ces obstacles nous contrariaient vivement. Mais ils ne nous découragèrent point. On ne se décourage pas quand on est à la recherche de la vérité et quand surtout cette vérité doit être au profit de l'humanité. Cependant, nous parvînmes, peu à peu, à vaincre quelques résistances et à obtenir un certain nombre de revaccinations. Insensiblement ce nombre augmenta. Notre zèle et notre persistance ont été couronnés de succès. Aujourd'hui, non-seulement nous obtenons de nombreuses revaccinations, mais encore on commence à nous *demander* cette bien utile inoculation. Dans notre ville les chefs d'institutions, les directrices des pensionnats nous font revacciner leurs élèves. Des mères de famille, un certain nombre de jeunes femmes, de jeunes filles et même des jeunes gens réclament de nous les bienfaits de la vaccine supplémentaire. Nous revaccinons, chaque année, la population mobile des prisons et de l'hôpital civil et militaire d'Albi.

Dans les campagnes, nous pratiquons déjà la revaccination sur une assez grande échelle, lorsque les instituteurs et les institutrices veulent bien nous aider, en transmettant à leurs élèves et aux parents les raisons pour lesquelles nous conseillons cette excellente pratique.

Le clergé est très-certainement notre appui le plus dévoué comme le plus puissant. Le cœur de nos prêtres comprend bien vite que la mission sublime de leur ministère consiste non-seulement à venir au secours de ceux qui souffrent, mais à seconder tous les efforts qui tendent à prévenir les maux qui pourraient affliger les personnes confiées à leur intelligente sollicitude.

Quand la revaccination n'a d'autre appui auprès de nos bons paysans que notre influence personnelle, nous n'obtenons, le plus souvent, pour résultat de nos laborieuses démonstrations, que des sourires d'incrédulité et d'indifférence qui nous rappellent nos premiers insuccès en ville.

Espérons que dans peu d'années des temps meilleurs viendront et que la revaccination sera universellement pratiquée dans notre beau pays. Jusqu'à aujourd'hui et depuis 15 années, nous avons inscrit sur nos registres les noms de trois mille cent cinquante-neuf revaccinés.

Des circonstances diverses et tout-à-fait indépendantes de notre volonté nous ont mis dans l'impossibilité de contrôler toutes nos observations.

Nous plaçons sous les yeux de nos lecteurs le tableau de deux mille deux cent un revaccinés, avec des colonnes qui indiquent leur âge et les résultats différents que nous avons vérifiés avec le plus grand soin et avec la plus scrupuleuse exactitude.

Les revaccinations que nous signalons comme *affirmatives* (succès complets), sont celles qui nous ont donné des boutons bien accentués et les caractères soit locaux, soit généraux qui sont généralement reconnus comme des signes certains d'une bonne vaccine, d'une vaccine préservatrice.

Les signes soit locaux, soit généraux, ne suivent pas tout-à-fait la même marche, à des exceptions près, chez les revaccinés que chez les vaccinés et surtout que chez les enfants.

Il faut tenir compte et de l'âge et de l'action même de la vaccine secondaire.

Ainsi, dans la vaccine supplémentaire, les pustules apparaissent, en général, douze, quatorze heures plus tôt; rarement elles sont en retard. Le blanc nacré des boutons est moins éclatant. Le reflet, d'habitude, est moins argenté. La partie ombiliquée est un peu moins accentuée. La pustule n'est pas aussi plate. Il nous a paru qu'il n'y avait point de différence dans la largeur. Nous en avons noté de plus grandes comme de plus petites. Mais l'aréole est plus étendue, de beaucoup plus enflammée, allant quelquefois jusqu'à l'érysipèle. Chez les vaccinés l'inflammation est mieux circonscrite et bien moins fatiguante. Chez le revacciné la suppuration et la dessication arrivent plus tôt. La croûte plus brunâtre s'arrache plus vite et plus facilement; elle laisse une cicatrice qui, quoique caractéristique, n'est point aussi profonde et aussi indélébile.

Si on choisit le moment le plus favorable à l'inoculation, on a un virus également limpide, également visqueux, mais moins abondant.

Quant aux symptômes généraux, ils sont de beaucoup plus prononcés dans la vaccine secondaire. Souvent les jeunes vaccinés, ne souffrant nullement, ne se plaignent point, et les parents ne se douteraient même pas que leurs enfants sont vaccinés, en dehors de l'inoculation et de la présence des boutons. Les revaccinés, au contraire, éprouvent une fièvre intense, une douleur très-gênante au bras, un engorgement aux aisselles; ils accusent un malaise général, de la céphelalgie, et ils ne peuvent pas se livrer quelques fois à leurs occupations habituelles. Nous en avons vu, très rarement il est vrai, qui, d'une très-grande susceptibilité, gardaient leur lit vingt, trente heures. Les symptômes que nous venons de détailler sont d'autant plus prononcés que les revaccinés s'éloignent de leur première vaccine.

Nous reproduisons les *efflorescences* vaccinales comme un commencement de développement d'aptitude vaccinale, par conséquent, d'aptitude variolique.

Cette catégorie de revaccinés ne présente qu'un peu de rougeur autour des piqures, un commencement de pustules en apparence de bonne vaccine. Le tout disparaît vite et sans laisser aucune trace. Symptômes éphémères qui dénotent l'affaiblissement de la première préservation et un commencement de retour à la récidive vaccinale. C'est le signal certain que la semence première se meurt et qu'il sera bientôt temps de la renouveller.

Nous avons classé les *fausses* vaccines dans les négations, quoiqu'elles eussent pu, peut être, être classées, dans les commencements de développement.

A l'opposé de la première vaccine, de la bonne et légitime revaccination, de la vaccinoïde ou efflorescence vaccinale, la fausse vaccine a une marche, on ne peut plus irrégulière.

Le surlendemain, le lendemain, le jour même, et quelquefois quelques heures après l'inoculation, une rougeur plus ou moins foncée apparaît autour des piqûres; on observe bientôt une vésicule, au sommet de l'engorgement inflammatoire, à forme globulaire ou conique. Les revaccinés éprouvent de fortes démangeaisons et presque toujours ils déchirent les boutons d'où s'écoule une matière gommeuse qui, en se desséchant, ne ressemble pas mal à de la cire jaunâtre. Nous avons souvent remarqué, près de la pustule vaccinale, des petits boutons contenant une matière lactescente, ou des vésicules à caractère extérieur acrimonieux. Le quatrième, cinquième, sixième jour, en général, les sujets éprouvent de la fièvre, du malaise, etc. Tout est fini le huitième jour.

Production anormale, la fausse vaccine ressemble à ces monstres que la nature se plait à créer pour mieux faire ressortir la perfection des espèces. Impuissante à se reproduire, elle n'a aucune vertu préservatrice pour les revaccinés.

Quant aux revaccinations *négatives*, elles sont la négation, *pour le moment*, la plus absolue de toute récidive vaccinale. Elles sont pour les revaccinés la consolante comme infaillible affirmation qu'ils ne sont point aptes à contracter la petite vérole, étant sous l'heureuse influence de leur première vaccine. Quand la vaccine secondaire échoue, l'organisation est satisfaite.

Quand il n'y pas place pour la vaccine, il n'y a pas place pour la petite vérole son équivalent.

1er TABLEAU.

Revaccination avec l'âge des revaccinés.

AGE des REVACCINÉS.	SUCCÈS COMPLETS.	EFFLORESCENCES VACCINALES.	RÉSULTATS NÉGATIFS ou fausses vaccines.	TOTAL des REVACCINÉS.	SUCCÈS COMPLETS proportionnels.
De 5 à 10 ans...	19	23	175	217	0 08
De 10 à 15 ans...	150	42	132	324	0 46
De 15 à 20 ans...	160	17	158	335	0 47
De 20 à 25 ans...	238	32	203	473	0 50
De 25 à 30 ans...	104	15	89	208	0 50
De 30 à 35 ans...	81	14	69	164	0 49
De 35 à 40 ans...	26	9	63	98	0 26
De 40 à 45 ans...	12	5	78	95	0 12
De 45 à 50 ans...	13	3	85	101	0 12
De 50 à 55 ans...	5	3	41	49	0 10
De 55 à 60 ans...	6	2	58	66	0 09
De 60 à 65 ans...	2	1	29	32	0 06
De 65 à 70 ans...	4	0	35	39	0 10
Résultat général..	820	166	1215	2201	0 37 Plus d'un tiers de succès

Ainsi qu'on le voit dans les différentes colonnes de ce tableau, des vaccinés sont susceptibles d'être influencés à tous les âges par les bienfaits de la vaccine supplémentaire. Nous reviendrons sur cette observation quand nous parlerons des époques les plus favorables à la revaccination.

Dans nos études expérimentales sur la revaccination, nous avons noté un fait qui a, suivant nous, une haute importance dans la pratique vaccinale. Nous avons constaté que la vaccine supplémentaire a plus de chances, pour un résultat affirmatif, chez les vaccinés qui ont un plus grand nombre de cicatrices de première vaccine, que chez les sujets qui n'en portent qu'une ou deux.

Notre attention a été appelée sur cette matière par la circonstance que bien des mères de familles, bien des vaccinés ne voulaient point accepter la revaccination, en prétextant le *nombre* et la *grandeur* des cicatrices.

Plusieurs mères, au contraire, rapportaient à nos vaccinations hebdomadaires, leurs enfants qui n'avaient qu'un ou deux boutons, prétendant que ce petit nombre de boutons, alors surtout qu'ils étaient peu développés, étaient insuffisants pour les préserver contre la petite vérole. Elles étaient très-malheureuses, nous disaient-elles, que la vaccine n'eût pas *voulu prendre*. Nous les avons revaccinés, toujours sans *succès*, soit pour satisfaire la sollicitude maternelle, soit dans les intérêts de notre instruction.

L'observation la plus scrupuleuse, pendant douze années, nous a donné une opinion contraire à l'opinion populaire, contraire même à celle que nous nous étions faite, en dehors de toute étude pratique.

L'expérience nous a amené à conclure qu'un *seul* bouton détruit *toute* aptitude *actuelle* chez certains vaccinés et que *plusieurs* boutons donnent satisfaction *pour le moment* à des aptitudes *plus* grandes.

Il nous est également démontré que les sujets qui sont rebelles aux premières inoculations vaccinales, sont rebelles à la contagion variolique. Lorsque ces organisations privilégiées sont atteintes de la maladie, elles le sont d'une manière infiniment bénigne.

L'aptitude plus prononcée, certifiée par le nombre et le développement des boutons dénote, suivant nos observations, une plus grande aptitude variolique et partant une plus grande facilité à la récidive vaccinale.

Dans notre pratique, nous considérons les cicatrices les plus nombreuses, les mieux accentuées, comme le témoignage le plus certain du plus haut degré d'aptitude *vaccino-variolique.*

Les choses ne se passent-elles point ainsi chez les individus qui ont une plus grande aptitude varioleuse ? La petite vérole n'est-elle pas plus confluente chez eux, et ne sont-ils pas plus sujets aux récidives varioliques ?

Parmi les vaccinés-varioleux qu'il nous a été donné d'observer, plusieurs nous ont parlé de la beauté de leur première vaccine, et surtout du *nombre* et de la *grandeur* des boutons.

N'est-il point de toute probabilité, n'est-il pas même certain que le vacciné qui a autant de boutons que de piqûres, qui a des boutons très-développés, a plus d'aptitude vaccinale que celui qui a, relativement aux piqûres, un nombre inférieur de boutons et dont l'aspect est moins préservateur ? C'est la loi générale. Telle organisation est réfractaire à toute contagion, à toute influence épidémique; telle autre, au contraire, en est très-facilement atteinte, et plusieurs fois. On voit des enfants, des adultes traverser impunément toutes les épidémies de rougeole, de scarlatine, de choléra, etc. D'un autre côté, il y a un certain nombre d'individualités qui sont les premières atteintes pendant toutes les maladies qui règnent.

Le *nombre*, la *largeur*, etc., des ulcérations syphilitiques, des plaques rubéoliques, des taches de scarlatine, etc., ne correspondent-ils point aux différents degrés des aptitudes individuelles ?

Et les individus qui montrent le plus d'aptitude pour la contagion ou le génie épidémique ne sont-ils pas les plus sujets aux récidives ?

N'en est-il point ainsi, ordinairement, pour les maladies sporadiques ? Notre expérience nous répond affirmativement.

Quoiqu'il en soit de nos réflexions et de nos appréciations, nous donnons ici le tableau de nos revaccinations, d'après le nombre des cicatrices primitives, et les résultats que nous avons obtenus. Nous soumettons à nos lecteurs ce court abrégé de nos longues recherches. Très-certainement le cadre de nos observations n'est point suffisant pour fixer la science. Nos chiffres ne sont pas assez considérables pour servir de base à une conclusion formelle.

Des résultats aussi importants, aussi inattendus appellent une large vérification. Nous pensons faire une bonne chose en sollicitant l'attention des vaccinateurs sur une question qui intéresse de si près la science et la pratique vaccinales.

2me TABLEAU.

Revaccinations avec le nombre des cicatrices d'une première vaccine.

CICATRICES ANTÉRIEURES.	SUCCÈS COMPLETS.	EFFLORESCENCES VACCINALES.	RÉSULTATS NÉGATIFS et fausses vaccines.	TOTAL des REVACCINÉS.	SUCCÈS COMPLETS proportionnels.
1	13	15	78	106	0 12
2	21	14	85	120	0 17
3	30	17	138	185	0 16
4	86	34	204	324	0 26
5	94	31	219	344	0 27
6	142	37	163	342	0 41
7	5	2	3	10	0 50
8	10	2	8	20	0 50
				1451	

Dans ce tableau, qui nous paraît d'un haut intérêt pour la pratique de la revaccination, on voit le nombre des succès croître en raison du nombre des cicatrices primitives de chacune des catégories des revaccinés.

Une légère oscillation, en moins, se révèle pour les sujets à trois cicatrices comparés à ceux qui n'en ont que deux. Cette variation d'un centième, surtout en raison des nombres minimes dont elle émane, porte une bien légère atteinte à la loi qui semble ressortir de ces chiffres dont la valeur *morale*, nous aimons à le répéter, demande à être contrôlée par la valeur *matérielle* d'un très-grand nombre d'observations.

Tous les vaccinateurs, nous l'espérons, s'empresseront de répondre à notre appel.

La mine est découverte; à l'expérience seule, il appartient de constater la richesse ou la pauvreté de chacun de ses filons.

Nous mettons sous les yeux de nos lecteurs un troisième tableau pour nos revaccinés qui avaient eu la petite vérole.

3e TABLEAU.

Revaccinations chez des sujets portant les traces de petites véroles antérieures.

Succès complets	18
Efflorescences vaccinales	9
Résultats négatifs et fausses vaccines	57
Total des revaccinés	84
Succès complets proportionnels	0 21

Ce troisième tableau établit de la manière la plus positive, non-seulement l'opportunité, mais encore l'impérieuse nécessité de la revaccination chez les varioleux.

CHAPITRE TROISIÈME.

Il est utile, il est nécessaire d'avoir recours à la revaccination pour préserver infailliblement tous *les vaccinés.*

Après des faits si nombreux, si positifs et si concluants, il ne nous est plus possible, aujourd'hui, de douter un instant et de l'insuffisance d'une seule vaccine et de l'immense utilité de la revaccination.

Les vaccinateurs qui prétendent que la vaccine repousse nécessairement la vaccine, nous objecteront que tous les succès que nous avons obtenus dans nos revaccinations, sont dus aux résultats complètement négatifs d'une première inoculation, aux fausses vaccines, etc. Nous leur accorderons, avec toute la franchise qui nous caractérise, que plusieurs de nos revaccinations secondaires et affirmatives peuvent et doivent être attribuées aux causes qu'ils invoquent. C'est notre conviction. Mais nous dirons aux partisans de l'inviolabilité de la vaccine, que nous avons obtenu un grand nombre de succès, des boutons très-positivement préservateurs, chez des vaccinés que nous avions inoculés de notre propre main et qui nous avaient offert les signes les plus certains d'une bonne préservation, chez des vaccinés observés par des confrères habiles, chez des vaccinés fils, petits-fils ou neveux de médecins qui avaient constaté avec le plus grand intérêt, comme avec le plus grand soin, la marche régulière des boutons et tous les caractères d'une bonne et excellente inoculation.

Des auteurs affirment que l'aptitude vaccinale, après une première vaccine préservative, est, en proportion *mathématique*, aux vacccinés, ce qu'est l'aptitude variolique aux varioleux, après une première infection.

Cette opinion n'a qu'un défaut, c'est d'être trop exclusive. Elle restreint les besoins d'une vaccine supplémentaire. Il est impossible de classer, à priori, les vaccinés qui n'ont point de réceptivité variolique, et alors ceux qui admettent et qui professent cette doctrine, tout en limitant les raisons qui militent en faveur de la revaccination, doivent conclure comme nous, d'après les simples lois de la prudence, à une revaccination générale, afin de préserver *sûrement* tous les vaccinés des atteintes varioliques.

Quant aux médecins qui prétendent que l'on n'obtient, après une bonne vaccination, que des boutons de fausse vaccine, une éruption bâtarde, et non une vaccine préservatrice, nous pouvons leur affirmer sur l'honneur médical, que nous avons constaté souvent, dans ces mêmes conditions, des boutons très-beaux, quelquefois des boutons semblables aux boutons de jeunes enfants vaccinés pour la première fois; enfin, des boutons irréprochables. Dans nos expériences, nous ne nous sommes point contenté des signes extérieurs de la régularité, de la grandeur, de la forme de l'éruption, des symptômes généraux d'une bonne préservation. Nous avons fait très-souvent la contre-épreuve. Nous avons inoculé le virus vaccin de nos revaccinés à des enfants, à des adultes, et nous avons obtenu des résultats tels qu'il ne nous a pas été possible de conserver un seul doute sur la vertu préservatrice des boutons. Nous avons fait plus, nous avons inoculé à nos revaccinés, dans plusieurs circonstances, le virus variolique au moment le plus favorable à la contagion, au moment où le virus destructeur est le plus énergique, et nous n'avons pas eu à noter la moindre efflorescence variolique.

Nous pourrions citer bien des exemples qui prouvent jusqu'à l'évidence que des vaccinés qui ont eu une première vaccine irréprochable, nous ont donné des boutons préservateurs, et qui ont reproduit de beaux et excellents boutons. Nous citerons seulement, pour ne pas abuser du temps et de la patience de nos lecteurs, trois expériences toutes récentes.

Le 11 mars 1855, nous prîmes du virus vaccin sur trois beaux boutons d'un de nos revaccinés, M. Raymond Gisclard, âgé de 11 ans et, en ce temps-là, élève du pensionnat St-Louis de Gonzague. Cet enfant portait de très-belles cicatrices. Son père, docteur en médecine, habitant St-Juéry, l'avait vacciné et avait constaté avec toute la sollicitude paternelle et avec son aptitude médicale, la marche régulière et tous les signes certains d'une bonne préservation.

Nous vaccinâmes plusieurs enfants avec le meilleur résultat possible. Nous n'avons eu qu'à nous féliciter d'avoir puisé à cette source pour toutes nos vaccinations et revaccinations subséquentes.

Le 6 avril dernier, nous avons vacciné et revacciné, à Mailhoc, avec du virus-vaccin, pris sur six magnifiques boutons, chez Mlle Marie de Lasbordes. Cette bien intéressante enfant, âgée de 7 ans, portait six belles cicatrices de première vaccine. Les vaccinations et revaccinations pratiquées avec ce virus-vaccin, nous ont donné de très-beaux résultats, même chez des personnes très-âgées. Ainsi, la femme Peyrière, âgée de 70 ans, a eu des boutons de vaccine très-bien caractérisés.

Cette année, depuis le 12 mai, nous avons pratiqué toutes nos vaccinations avec du virus vaccin recueilli sur cinq boutons de notre servante, Marie Dourel, âgée de 49 ans, et qui porte six des plus belles cicatrices de première vaccine que nous ayons observées dans notre carrière médicale, et ce virus nous a donné et nous donne de très-belles vaccinations.

Qu'on ne nous objecte point que le virus vaccin de revacciné n'est pas aussi préservateur, dans *l'avenir*, que le virus vaccin recueilli sur un vacciné. Nos premières expériences datent depuis plus de 15 ans. Nous avons suivi de près les sujets de notre observation, et nul, que nous sachions, n'a été atteint de la petite vérole.

D'après nos convictions, d'après les inductions prises dans notre pratique, le virus vaccin recueilli sur les boutons *irréprochables* d'un *revacciné*, est aussi légitimement préservateur que le vaccin pris sur les pustules d'un *vacciné*.

Et pourquoi en serait-il autrement ?

Est-ce que le virus variolique, son équivalent, pris sur un sujet qui a la petite vérole pour la *deuxième*, pour la *troisième* fois, n'est point aussi contagieux, aussi meurtrier, que le virus d'un varioleux qui est infecté pour la *première* fois ?

Nous croyons avoir démontré dans un autre travail, que le virus vaccin ne dégénère point. Notre pensée est que le vaccin, comme le virus variolique, se reproduit de toutes pièces et avec toutes les propriétés *essentielles* à chaque génération. Si, à chaque inoculation, il ne produit pas des résultats affirmatifs, s'il ne se développe point ou s'il y a arrêt dans son développement, ce n'est point la faute de sa vertu virulente, mais celle des organisations qui le reçoivent.

Jetez vos fertiles semences sur des rochers arides, sur un sol inculte ou ingrat; les unes ne vous donneront aucun signe de vie, les autres se flétriront, mourront même avant leur entier développement. Ce ne sont point vos semences qu'il vous faudra changer; ce sont vos champs qu'il vous faudra changer ou améliorer. Vous apporterez alors l'abondance dans vos greniers vides.

Si le succès de la première vaccine démontre l'aptitude à la petite vérole, le succès de la vaccine supplémentaire prouve nécessairement le retour de cette aptitude. Ce fait est hors de doute; tous les vaccinateurs l'admettent de la manière la plus absolue.

Nous sommes donc en droit de conclure que la revaccination est nécessaire pour préserver *infailliblement tous* les vaccinés.

Nous supplions de toute la puissance de nos convictions, et de tout notre dévouement pour la vaccine supplémentaire, tous les médecins incrédules ou indifférents de faire des expériences. Nous engageons, d'une manière plus particulière, les vaccinateurs qui n'ont point obtenu des résultats affirmatifs, qui n'ont obtenu que des boutons de fausse vaccine, à pratiquer de nouvelles revaccinations, à revacciner avec du virus très-actif recueilli sur de beaux boutons au cinquième, sixième, septième jour, et jamais au-delà du huitième. Nous sommes *sûr*, que si l'observation leur a répondu jusqu'ici négativement, c'est que, malheureusement, ils n'ont pratiqué l'inoculation supplémentaire que sur des vaccinés réfractaires à la contagion variolique.

Qu'ils étendent le champ de leurs essais et très-certainement la vérité qui est pour tous, brillera pour eux de tout son éclat! N'ayant pour but, dans leur opposition à notre méthode, que le bien de leurs semblables, ils céderont avec empressement aux lumières de l'évidence. Leurs vaccinés, la science et eux-mêmes n'auront qu'à s'en applaudir.

Notre principale tâche est remplie.

Cependant, nous ne voulons point terminer là notre travail. Nous ne voulons point faire, pour nos lecteurs, de la question de la vaccine supplémentaire, une simple affaire de chiffres, un pur contrôle mathématique.

CHAPITRE QUATRIÈME.

Quelques réflexions sur la doctrine et sur la pratique de la revaccination.

Nous nous sommes souvent demandé pourquoi il se faisait que le même virus recueilli dans d'excellentes conditions, recueilli sur le même sujet et au même moment, inoculé dans des conditions, en apparence, identiques, préservait, pendant toute leur vie, certains vaccinés, et qu'il ne préservait les autres que pendant un temps limité et différent.

Comment un vacciné devient-il, au bout d'un certain temps, ou comment peut-il devenir de nouveau apte à contracter la petite vérole ? Comment arrive-t-il qu'il y ait chez lui retour à la receptivité vaccinale ?

Loin de nous la prétention d'avoir pénétré les secrets de la nature et de vouloir expliquer l'action mystérieuse de la vaccine; il n'est nullement dans notre pensée de nous élever ici, ni ailleurs, en maître de la science et de formuler des lois.

Nous dirons seulement, et avec la plus profonde humilité, que nous croyons nous être rapproché de la vérité. Nous donnons le résultat de nos méditations, tout en les recommandant au jugement comme à la bienveillance de nos lecteurs.

Même avant notre naissance, dès que l'être humain est organisé, il porte en lui, non le germe de la petite vérole, mais l'aptitude à contracter cette terrible maladie. Si, à sa création, l'homme avait porté le germe de la petite vérole, depuis que le monde est monde, cette horrible maladie serait connue. Et cependant Esculape, Hippocrate, Galien, etc., etc. ne la mentionnent nulle part. L'histoire de toutes les nations est complètement muette à ce sujet.

Toutes les générations se racontent infailliblement les épidémies meurtrières, les grandes calamités qui les affligent. Et la tradition, qui n'est que la mémoire des nations, ce grand livre ouvert à tous les peuples, ne nous a rien appris : un fléau aussi hideux que la petite vérole, qui, à son apparition en Europe, a épouvanté les populations en les décimant, n'aurait pu passer inaperçu aux générations qui ont précédé le VIe siècle. (*)

(*) Nota. Cette appréciation est d'autant plus concluante, qu'un grand peuple date ses années de l'époque où il fut infecté, pour la première fois, de cette cruelle et affreuse maladie.

« Quoique parvenue dans les îles de l'Amérique, la variole n'avait » pas passé leurs bornes en 1520, et le nouveau continent n'était pas » encore infecté, parce qu'il n'était pas conquis. La petite vérole passa » les mers sous le pavillon d'Espagne, et l'épidémie causa plus de » maux aux Américains que ses barbares guerriers. Cette contagion » eût alors des suites si funestes que les Américains en ont fait une » époque invariable, d'où ils datent, pour compter leurs années, comme

Ce silence absolu est la preuve matérielle que la petite vérole n'a pris naissance chez l'homme, qu'à l'époque mémorable indiquée par tous les auteurs qui ont écrit sur cette intéressante matière. Nos plus anciens monuments la placent au VIe siècle ; et l'Europe en a été infectée au VIIIe siècle : elle a pour date, chez nous, l'invasion des barbares.

D'un autre côté, si le germe de la petite vérole n'était que le fait même de l'organisation de l'homme, il nous semble que le virus vaccin devrait préserver à toujours et infailliblement de cette maladie, une fois le germe destructeur neutralisé, anéanti.

Ce sont les deux points fondamentaux de notre argumentation.

Qu'est-ce que le virus variolique ?

Nous ne connaissons ni l'origine, ni le principe malfaisant du virus variolique. Sa nature intime nous est entièrement inconnue. Nous pouvons seulement apprécier les symptômes qu'il produit, les ravages qu'il cause. Il est si subtil, il se subdivise tellement, il se reproduit avec une telle facilité, que quelques atômes peuvent suffire pour infecter des populations entières.

L'air, le linge, les habits, etc., le transmettent à de très-grandes distances.

Nous n'avons point à donner ici le tableau horrible et dégoûtant de l'affreuse petite vérole.

Les précautions hygiéniques les mieux combinées, les

» de l'événement le plus fatal et le plus extraordinaire qui leur soit
» arrivé jamais. »

(*Mémoire sur la Vaccine et Rapport sur les Vaccinations pratiquées en 1824 dans l'arrondissement de Gaillac*, par J.-J.-A. Rigal, docteur-médecin, etc., page 14.)

plus rigoureuses sont inutiles. Ainsi, l'isolement, les lazarets sont impuissants: La vaccine *seule* lui barre le passage.

Qu'est-ce que le virus vaccin ?

Les éléments intimes de sa constitution sont insaisissables. Le virus vaccin est rebelle aux observations de la loupe et du microscope. La chimie n'a pas été plus heureuse.

Quant à son origine, nous ne sommes guère plus avancés que pour le virus variolique. Certains auteurs disent que la vache qui le donne, a besoin d'une compagne qui ait la maladie *des eaux aux jambes (the grease)*, et que la transmission de la matière virulente doit être faite par la main d'un palefrenier.

Tout récemment, l'académie impériale de médecine était entretenue d'un fait intéressant d'éruption vaccinale communiquée directement du cheval à l'homme. Il y a des vaccinateurs qui affirment que le cow-pox n'est que la petite vérole de l'homme, inoculée à la vache. Le virus vaccin est-il l'antidote proprement dit du virus variolique ? ou bien la vaccine n'est-elle que la succédanée de la petite vérole ? Jusqu'à ce jour nous n'avons, pour toute doctrine, que des doutes, que des suppositions. La science n'a pas d'éléments suffisants pour avoir une opinion *certaine.*

Ici, comme ailleurs, la nature nous entoure de secrets et de mystères. Oh ! comme cette sentence de la Bible *(Tradidit mundum disputationibus eorum)* est profondément vraie, et comme elle peut être invoquée dans presque tous les phénomènes de la vie.

Nous sommes réduits à étudier l'action du virus vaccin sur l'économie.

Né, ou pour parler un langage plus irréprochable, pris

sur les trayons de la vache et naturalisé par inoculation chez l'homme, le virus vaccin produit une éruption, le plus ordinairement bornée au nombre des piqûres et ayant une grande ressemblance avec les boutons de la petite vérole. La fièvre vaccinale est nécessaire à la préservation. C'est seulement en ce moment, suivant nous, que toute l'économie s'imprègne de la vertu anti-variolique.

L'observation a prouvé, comme nous l'avons dejà vu, de la manière la plus incontestable, que le virus vaccin avait la bien précieuse propriété de préserver les vaccinés de la petite vérole.

Cette action est-elle toujours absolue, inviolable ? Est-elle temporaire ? Nous croyons que l'expérience s'est hautement prononcée contre la première de ces propositions.

Le plus grand nombre des vaccinés est préservé à jamais. Les autres le sont pour un temps plus ou moins limité. Nous pensons que les choses ne peuvent se passer autrement.

Et, en effet, telle catégorie d'individus ayant peu d'aptitude pour le virus variolique, se trouve entièrement et pour toujours satisfaite par le premier vaccin. Elle en est saturée, si nous pouvons nous exprimer ainsi.

Telle autre, au contraire, ayant reçu une plus grande aptitude, ne sera préservée que pendant un temps plus ou moins long.

Une troisième catégorie d'organisations sera insatiable et, par conséquent, retombera bientôt après, si ce n'est quelquefois immédiatement, sous l'influence vaccinale.

Cette dernière circonstance est on ne peut plus rare. Nous n'avons, pour notre compte, que quatre revaccinations irréprochables à deux années de distance.

Déjà, en 1810, M. Cuttin, médecin à Nolay, affirmait

qu'un enfant vacciné avec le plus grand soin, en 1808, avait eu la petite vérole en 1810.

M. Daniel, médecin à Beauvais, informait à la même époque le comité central que deux enfants vaccinés peu de temps après l'introduction de la vaccine en France, avaient été atteints, à Beauvais, d'une petite vérole confluente, lors d'une épidémie varioleuse qui avait régné dans cette ville pendant l'été et l'automne de 1810. (Voir le rapport du comité central de vaccine, sur les vaccinations pratiquées en France, pendant l'année 1810).

Dans la pratique de la revaccination, nous avons rencontré des familles dont *tous* les membres étaient réfractaires à la vaccine supplémentaire.

Nous avons constaté, d'un autre côté, qu'il y avait des familles dont *tous* les membres avaient une grande aptitude à la récidive vaccinale.

Pendant nos revaccinations de la présente année, nous avons noté, en particulier, des résultats très-affirmatifs chez tous les membres d'une famille très-nombreuse et des plus honorables de notre pays. *Même* une deuxième vaccine supplémentaire a donné un magnifique résultat chez Mlle Adèle de Lasbordes, qui, il y avait 7 ans, avait été *revaccinée* avec un remarquable succès.

Nous sommes heureux de dire ici que par dévouement pour ses semblables et par reconnaissance pour la vaccine complémentaire, cette bien intelligente demoiselle nous a puissamment aidé à vaincre certaines résistances que nous rencontrions dans la commune qu'elle habite, et qui était menacée d'une épidémie de petite vérole sévissant dans les environs.

Nous faisons des vœux pour que ce généreux exemple donné par Mlle Adèle de Lasbordes, soit suivi dans notre belle contrée. Si la femme, qui a une si grande influence dans les destinées humaines, protégeait la revaccination, la cause de l'humanité serait gagnée dans notre bien-aimée patrie.

Les enfants, les petits-enfants, les neveux de varioleux nous ont présenté, *relativement*, des observations plus souvent affirmatives.

La prédisposition inhérente à la constitution des sujets ou dépendante de l'hérédité, influe beaucoup sur l'action plus ou moins grande du virus vaccin sur l'économie, et explique les récidives vaccinales.

Nos lecteurs ne s'attendent certainement pas à ce que nous cherchions à expliquer la nature *intime* des différentes aptitudes vaccinales et varioliques : Dieu seul en connaît la raison. La science humaine ne pourra jamais la pénétrer dans les replis profonds de l'organisation. Nous avons voulu seulement établir qu'il y a une hiérarchie vaccinale préservatrice, et que la cause en est dans la différence des constitutions varioliques.

Voilà, suivant nos appréciations, le motif principal qui doit faire accepter une revaccination universelle.

Mais en dehors des aptitudes vaccinales; en dehors, dirons-nous, des idiosyncrasies varioliques, il y a d'autres causes qui doivent faire accepter la revaccination.

Le génie neutralisateur de l'aptitude variolique, le virus vaccin ne pourrait-il point être profondément modifié, anéanti même au bout d'un temps plus ou moins limité, chez un certain nombre de vaccinés, par l'action incessamment modificatrice de la vie sur l'économie humaine ? Et alors la deuxième, la troisième vaccine ne seraient-elles point, pour eux, suivant l'heureuse expression de M. Bousquet, les *suppléments* de la première ?

Une autre raison bien puissante qui doit engager les vaccinateurs à avoir recours à la revaccination, c'est que les médecins et les sages-femmes vaccinent beaucoup d'enfants le même jour, ne les revoient point, à la campagne, à cause de l'éloignement des vaccinés, à la ville, à cause des nombreuses occupations qui absorbent leur temps. En général, les mères, les nourrices, les parents ne répondent point à l'appel des médecins On ne rapporte point les enfants. Quant à nous, nous sommes presque toujours dans la nécessité de nous transporter au sein des familles pour constater le résultat de nos vaccinations, et des obstacles invincibles s'opposent à ce que notre vérification puisse se réaliser chez *tous* nos vaccinés, surtout chez ceux qui habitent la campagne.

Quand on demande, plus tard, aux mères si les boutons de vaccine ont été beaux, elles répondent que la vaccine a été magnifique, si elles ont remarqué de gros boutons. Cette circonstance *seule* leur donne le degré de la préservation vaccinale.

Mais ces *gros* boutons sont-ils des boutons caractéristiques d'une bonne vaccination, des boutons qui préservent ou des boutons de fausse vaccine qui ne préservent point ?

Une seconde vaccine a l'immense avantage de ne laisser aucun doute sur l'efficacité de la première.

Les médecins ne devraient jamais délivrer de certificats de vaccine que lorsqu'ils ont constaté eux-mêmes l'éruption préservatrice. Cette prudence aurait un double résultat. D'un côté, les vaccinateurs seraient obligés de s'occuper de leurs vaccinés, et, d'un autre côté, les familles, dans l'intérêt de l'avenir des enfants, faciliteraient de tous leurs moyens la constatation de la vaccine.

Il serait à désirer que l'administration supérieure établit, dans chaque commune, un registre spécial destiné à recevoir toutes les vaccinations contrôlées par les médecins. L'administration locale, certaine alors d'une bonne vaccination, aurait seule le droit, comme le devoir, de délivrer des certificats de vaccine.

D'après tout ce qui précède, il nous paraît incontestable, comme nous l'avons fait pressentir dans notre avant-propos, que la revaccination est, non-seulement avantageuse, très-utile, mais qu'elle est d'une absolue nécessité, qu'elle doit être *universelle*. Et, en effet, en inoculant plusieurs fois le virus vaccin, vous mettez en présence du virus variolique, de ce redoutable ennemi, une seconde, une troisième sentinelle vigilante, à la place de la première trop faible ou qui a disparu; vous opposez incessamment à la petite vérole une barrière infranchissable.

Nous sommes intimement convaincu que la vaccination et la revaccination pratiquées sur tous les membres de la grande famille humaine, anéantiraient l'action du virus variolique qui s'éteindrait faute d'aliment. Quel admirable résultat pour l'humanité !

Quoique ce vœu soit dans les choses *matériellement* possibles, nous ne pouvons espérer une première vaccine et une revaccination universelles dans la véritable acception du mot. Mais du moins songeons à garantir notre belle patrie de la cruelle maladie qui, encore de temps en temps, fait de nombreux ravages. Employons activement, prodiguons, s'il le faut, le précieux et infaillible préservatif.

Il viendra un moment où le virus vaccin, se multipliant à l'infini, annihilera en France l'action du virus variolique, et établira à nos frontières un admirable cordon sanitaire contre toute invasion étrangère.

Faut-il revacciner pendant une épidémie de petite vérole ?

MM. Rayer, Clérault, Legendre, Hufeland, Magendie, etc., etc., pensent que le virus vaccin modifie profondément et au profit des individus, la marche, la gravité de la petite vérole. Telle invasion variolique, discrète et bénigne, serait confluente et mortelle, si le virus vaccin n'intervenait. Ils donnent à l'appui de leur assertion un grand nombre d'observations.

Notre savant et illustre confrère, notre excellent ami M. le docteur Rigal, s'est hautement déclaré en faveur de l'inoculation vaccinale en temps d'épidémie.

« Avancer qu'il ne faut point recourir au préservatif » quand la variole exerce ses ravages, c'est crier à des » hommes cernés par un ennemi cruel : jetez bas les » armes, ne hasardez pas un combat où la victoire est » à peine douteuse pour vous, présentez vos corps nus » et sans défense au glaive qui vous menace. » (Voir son *Mémoire sur la Vaccine, etc.* déjà cité, page 25).

M. Rigal conclut (page 30). « Il est suffisamment démontré » par ce qui précède, qu'une épidémie variolique commande » impérieusement d'avoir recours à la vaccine. On l'a vu » cent fois prévenir, suspendre, arrêter complètement les » ravages de la contagion. »

Malheureusement cette voix si universellement connue et si généralement aimée par nos populations, n'a pas été entendue d'une manière utile. Le préjugé contre la vaccination, en temps d'épidémie, existe encore dans notre département.

De nos jours, des vaccinateurs, partisans de la revaccination, veulent limiter l'usage des vaccinations supplémentaires : ils ne la pratiquent et ne la conseillent qu'en temps d'épidémie de petite vérole.

MM. Rilliet et Barthés professent une manière de voir opposée. Ils prétendent, eux aussi, en publiant des faits, que la vaccine, au lieu de ralentir la marche de la maladie, de la rendre moins dangereuse, l'aggrave et la rend plus souvent meurtrière, surtout chez les enfants très-jeunes, d'une constitution délicate, faible.

M. Bousquet croit que, lorsqu'un individu est atteint par l'infection, l'inoculation vaccinale n'a aucune action sur le ferment variolique et conséquemment sur le développement de la maladie. Le virus vaccin et le virus variolique, ajoute cet habile observateur, ne se détruisent point mutuellement lorsqu'ils sont en présence; ils ne peuvent que se contrarier momentanément. Chacun se développe indépendant l'un de l'autre. Le premier qui a pris domicile est aussi le premier à se montrer.

Nous pensons que les choses peuvent se passer comme l'apprécie M. Bousquet. Mais comme, sauf la fièvre et les symptômes d'incubation, sauf l'apparition des boutons, on n'est jamais certain que l'infection variolique existe, il est toujours prudent, il est toujours nécessaire de revacciner tous les vaccinés en temps d'épidémie de petite vérole.

Si le vacciné est atteint par le germe de la maladie, l'inoculation nouvelle ne saurait être nuisible. Elle pourrait être, tout au plus, une opération inutile. Et, nous venons de le dire, des hommes haut placés dans la science et dans la pratique croient même que dans ces conditions la vaccine est d'un immense secours pour les varioleux qui n'ont point été vaccinés. Dans ce cas, la revaccination ne pourrait qu'être utile.

Si le vacciné, malgré un retour à la réceptivité vaccinale, n'est pas encore sous l'influence de la petite vérole, la revaccination la prévient nécessairement.

La revaccination est le remède souverain et unique pour combattre et enrayer les épidémies de petite vérole. Tous les médecins qui y ont recours s'en trouvent admirablement.

Au commencement du mois d'avril de cette année, une épidémie de petite vérole sévit cruellement à St-Sernin, près Albi. Suivant le rapport du médecin envoyé par M. le Préfet sur les lieux, la maladie fait des victimes autant parmi les vaccinés que parmi ceux qui ne l'avaient pas été. (Nous aimons à penser que les varioleux *vaccinés* ou leurs familles ont fourni à notre honorable confrère des renseignements qui *tous* n'étaient point exacts). Nous revaccinons, pour notre compte, quatre cents personnes de la localité et des environs. Nous pourrions ajouter cent deux revaccinations de plus, que nous pratiquons à Castelnau-de-Lévis, commune limitrophe de la commune de St-Sernin, de concert avec notre très-honorable confrère et ami, M. le docteur Azam-Dijon. L'épidémie s'arrête immédiatement dans la commune ravagée et ne s'étend pas dans les communes voisines faute d'aliment. Un seul cas s'est présenté plus tard dans la commune de Mailhoc, chez un vacciné qui n'avait pas voulu utiliser les bénéfices de la revaccination.

Cette année, à la même époque, la petite vérole pénètre dans le couvent de Notre-Dame. Une vaccinée est atteinte d'une variole confluente très-grave ; nous pratiquons de *suite* la revaccination, avec le médecin de l'établissement. Mme de Solages, supérieure de ce monastère, femme d'un très-haut mérite, et qui veille avec une intelligence rare à tout ce qui intéresse les personnes qui ont le bonheur de vivre sous ses ordres, donne l'exemple. Et nous revaccinons toutes les religieuses, tout le pensionnat et tout le personnel attaché à cette maison. La contagion s'arrête, pour ainsi dire, au seuil de la porte. Et certes, il y avait de grands éléments d'infection, car jamais nous n'avions obtenu relativement autant et de si beaux résultats. Plus de la moitié de nos revaccinées eurent des boutons irréprochables !

Si l'immense charité de Mme de Solages a été heureuse de sa prévoyante détermination, nous avons éprouvé, nous, une profonde satisfaction, en arrêtant le mal dans sa source, en enrayant, dans le principe, la cause d'une épidémie qui aurait pu être meurtrière.

En 1854, nous avions arrêté, par la vaccine supplémentaire, un commencement d'épidémie de petite vérole qui s'était déclarée à Albi, et plus particulièrement dans le faubourg des Carmélites.

Il est donc on ne peut plus logique, de conclure que l'on doit revacciner en temps d'épidémie de petite vérole.

Peut-on revacciner pendant une épidémie de rougeole?

Les expériences que nous avons faites pendant une épidémie qui a régné à Albi et dans les environs, en 1855, nous ont donné la certitude que le virus rubéolique n'empêche point la vaccine de se développer, et il nous a paru même que la rougeole en était avantageusement modifiée.

Nous avons consigné nos observations dans un travail que nous avons eu l'honneur de soumettre, cette année, au jugement de l'académie impériale de médecine, sur le *mode* de *transmission* de la rougeole, et dans lequel nous avons proposé l'*inoculation rubéolique*, pour adoucir les coups de cette maladie pendant une épidémie grave.

C'est ici le lieu d'examiner si l'on doit revacciner ceux qui ont déjà eu la petite vérole. Nous n'avons pas à parler de la difficulté, quelquefois invincible, de leur faire accepter la vaccine supplémentaire.

Il y a pour indication une raison capitale, c'est qu'il y a des varioleux qui sont atteints plusieurs fois, et la deuxième invasion, dit l'observation, est en général plus grave, plus meurtrière que la première. La revaccination peut *seule* venir en aide aux idiosyncrasies varioleuses.

On l'a remarqué dans notre troisième tableau consacré aux revaccinations pratiquées sur des varioliques, nous avons obtenu des revaccinations supplémentaires, bonnes, irréprochables, sur des sujets qui avaient eu précédemment la petite vérole, qui l'avaient même eu *deux* fois.

La revaccination est bonne pour tout le monde; elle est nécessaire à beaucoup; mais elle est plus nécessaire encore aux malheureuses familles destinées à avoir plusieurs fois la petite vérole.

Si la petite vérole a ses *privilégiés*, la revaccination a les siens; elle a ses vaccinés d'*élite* et elle leur sert de providence.

Il nous suffira de citer quelques exemples :

M. C***, employé supérieur, avait été vacciné à 9 mois; il avait eu une petite vérole confluente à 29 ans, et il avait été revacciné avec succès à 40. Le 9 avril 1854, nous avons obtenu deux boutons magnifiques, irréprochables. M. C*** est âgé de 50 ans.

Teisseire, Marie, âgée de 30 ans, a été vaccinée à 4 mois; à 18 ans, elle a eu une petite vérole confluente. Elle est criblée de cicatrices. Elle a été revaccinée par nous le 16 avril 1854 et nous avons constaté deux boutons préservateurs.

La femme Valéry, Marie, vaccinée enfant, a eu une petite

vérole très-grave, à l'âge de 19 ans. 5 ans après nous l'avons revaccinée, le 16 avril 1854, et elle a eu un très-beau bouton de vaccine.

Assié, François, âgé de 29 ans, a été vacciné très-jeune; il a été atteint deux fois de la petite vérole. Notre revaccination a eu un résultat très-affirmatif et a certifié la nouvelle aptitude.

Nous avons inoculé, avec un remarquable succès, la vaccine à Joseph Jouot, âgé de 39 ans; à Pierre Pounié, âgé de 48 ans; à Françoise Pounié, âgée de 19 ans, et à Henri Sébastien, âgé de 20 ans. Tous ces vaccinés avaient eu la petite vérole et en portaient des traces indélébiles.

Ainsi, parce que l'on aura été *vacciné*; parce que l'on aura eu la *petite vérole*, ce n'est point une raison pour ne pas se faire revacciner. Les résultats affirmatifs sont assez rares, il est vrai, mais ils n'en sont pas moins très-positifs.

Nous soumettons quelques réflexions à nos lecteurs sur l'opportunité de la revaccination chez les femmes enceintes. Ces mêmes réflexions s'adressent naturellement aux femmes non vaccinées et qui se trouvent dans la même position.

Nous avons lu dans certains ouvrages : — La menstruation, la grossesse ne contre-indiquent point la vaccine.— Cette proposition y est admise sans commentaire aucun. A notre avis elle est beaucoup trop générale.

Il est prudent, nécessaire même, de ne point pratiquer la revaccination chez une femme en état de grossesse, s'il n'y a pas d'épidémie de petite vérole dans la localité ou dans les environs.

La raison pour laquelle nous n'avons jamais proposé,

dans ces conditions, la revaccination à une femme, pendant sa grossesse, est la suivante :

L'inoculation vaccinale, quand elle est affirmative, cause habituellement chez les adultes une fièvre quelquefois intense, un malaise général, un gonflement dans les ganglions axillaires, etc. Cette action du virus vaccin sur l'économie, peut réagir sur l'uterus, sur la vie fœtale, et l'enfant lui-même peut être influencé par la vaccine.

Il y a des constitutions si délicates, des femmes surtout si impressionables et chez lesquelles les accidents arrivent si facilement et sans cause appréciable ! Nous avons revacciné des personnes qui, excessivement nerveuses, tombaient en syncope aux premières piqûres !.... Les craintes que nous émettons nous paraissent encore plus légitimes à l'époque rapprochée de la conception. Dans la grande majorité des circonstances, les choses pourraient se passer pour le mieux; mais pourquoi courir un danger qui peut avoir des suites très-fâcheuses, quand rien n'y oblige et que l'on peut attendre une époque plus favorable ?

Si, au contraire, on est en présence d'une épidémie de petite vérole, on ne doit pas hésiter, un instant, à revacciner toutes les femmes en état de grossesse. Les inconvénients que nous avons signalés pour la revaccination s'effacent devant les conséquences, de beaucoup, plus graves et plus terribles de l'infection variolique Et, en effet, si une femme enceinte vient à être frappée par la petite vérole, elle peut la communiquer à son enfant. Celui-ci peut mourir et sa mort peut compromettre soit la vie, soit l'avenir de la mère, par un avortement ou par un accouchement prématuré, d'autant plus qu'elle se trouve au milieu d'éléments fâcheux. L'enfant n'aurait pas la petite vérole que l'état général de la mère peut causer les mêmes résultats On comprend facilement que la femme atteinte d'une éruption confluente éprouve, dans toute son organisation, un bouleversement tel, qu'il peut entraîner la mort de son enfant.

En revaccinant la mère, vous êtes certain de la préserver de la petite vérole, si elle n'en porte pas déjà le germe, et vous pouvez espérer d'en préserver indirectement l'enfant.

Vous revaccinez la femme. Celle-ci, d'après notre opinion, peut communiquer le virus vaccin à son enfant et vous le préservez contre la maladie régnante. Et pourquoi la mère qui peut transmettre à son produit le virus variolique, alors même qu'elle n'en est pas elle-même atteinte par l'influence d'une première vaccination, ne lui transmettrait point l'élément préservateur, surtout si la vaccine supplémentaire agit sur elle ?

Voilà notre manière de penser, et voilà comme nous agirions si les circonstances ainsi appréciées se présentaient dans notre pratique. Voilà comment nous avons agi tout dernièrement pendant l'épidémie meurtrière qui sévissait à St-Sernin. Nous avons revacciné avec empressement toutes les femmes grosses qui se sont présentées à nos vaccinations. En temps d'épidémie, nous voudrions revacciner tout le monde, même les *malades !*

Nous ne refusons point les bénéfices de la revaccination aux nourrices, aux femmes qui se trouvent dans les premiers moments de leur menstruation, mais nous leur conseillons d'attendre, *en temps ordinaire*, une époque plus propice.

Quel est l'âge où il est le plus opportun, le plus nécessaire de se faire revacciner ?

La science et l'observation n'ayant pu fixer d'une manière mathématique l'époque où le virus vaccin cesse de préserver les vaccinés, on ne peut avoir que des données approximatives.

Les constitutions variant à l'infini, et, par conséquent, les aptitudes vaccinales étant, pour ainsi dire, individuelles, il est certain qu'on n'arrivera jamais à classer infailliblement les vaccinés, pour satisfaire leur nouvelle aptitude variolique. Mais on doit agir suivant les probabilités basées sur l'expérience.

D'après les nombreux tableaux statistiques publiés sur la petite vérole; d'après les quelques tableaux qui existent sur les revaccinations, il est prouvé que plus on s'éloigne de la première vaccine, et plus les cas de petite vérole ainsi que les aptitudes à la vaccine supplémentaire, se multiplient.

La puberté et l'adolescence sont les époques les plus favorables à la revaccination.

Ces deux époques de la vie ne sont-elles point, en effet, après l'enfance, les plus exposées à l'influence variolique ?

Evidemment, les âges les plus accessibles au virus destructeur sont les plus aptes à recevoir les bénéfices de la préservation.

On l'a vu dans notre premier tableau de revaccinations, l'expérience nous a démontré que l'époque la plus favorable à la revaccination est de dix à trente-cinq ans; et jamais l'opportunité ne nous à paru plus grande que de 15 à 30 années.

Le rapporteur de l'académie impériale de médecine, dit: « C'est donc à partir de 10 à 12 ans que commence » l'opportunité de la revaccination; elle augmente à 15, » elle n'est jamais plus grande qu'entre 20 et 30. »

On peut aussi consulter sur ce sujet important les nombreuses observations du célèbre expérimentateur Magendie.

Très-certainement on peut et on doit revacciner en dehors de ces limites. On obtient des résultats affirmatifs avant 10 ans, comme après 35. On n'a besoin que de jeter un coup d'œil sur notre premier tableau. Il y a des idiosyncrasies vaccinales qu'il faut satisfaire à tout âge. A un âge avancé, l'aptitude à la petite vérole diminue beaucoup, il est vrai; mais, d'un autre côté, l'éruption varioleuse prend une plus grande gravité, à cause de la densité de la peau, à cause des congestions plus faciles, plus redoutables vers les organes essentiels à la vie.

Les auteurs citent de nombreux exemples. L'histoire de nos rois rapporte que Louis XV mourut à 64 ans, d'une récidive de petite vérole. Il en avait eu une première atteinte à 14 ans.

Dans cet état de choses, il est bon, il est prudent de revacciner le plus possible. Il faut toujours se rappeler que l'*ultima ratio* de la vaccine et de la médecine contre les affections varioliques est la *revaccination*. Nous pensons qu'il serait d'une bonne pratique d'opérer la revaccination tous les *cinq* ans. C'est ce que nous faisons toutes les fois qu'on veut bien suivre nos conseils.

Si votre revaccination a un résultat affirmatif, vous pouvez dire hardiment que vous préservez de la petite vérole des individus qui l'auraient probablement s'ils étaient en présence de la contagion. Si vous avez des résultats négatifs, vous avez la preuve *certaine* que les vaccinés ne sont point aptes à contracter la maladie, qu'ils sont à l'abri de toute influence variolique. Ainsi, préservation d'un côté; quiétude de l'autre.

Nous n'avons jamais constaté le moindre bouton variolique

chez les revaccinés rebelles à la vaccine supplémentaire, et en temps d'épidémie, et dans les différentes expériences d'inoculation varioleuse que nous avons faites.

Quels inconvénients avez-vous en pratiquant la revaccination une et plusieurs fois ?

Un peu de fièvre, un peu de malaise si l'inoculation réussit. Quelques *légères* et *insignifiantes* piqûres, si le virus n'a pas d'action !

En temps d'épidémie surtout, il est bon, il est nécessaire de pratiquer des revaccinations générales : c'est alors que le danger est imminent.

Le printemps et l'automne sont les deux saisons les plus favorables à la revaccination, sauf, bien entendu, des circonstances exceptionnelles.

Malgré toute la confiance, légitimée par des succès constants, que nous avons dans l'efficacité du virus vaccin conservé d'après notre procédé (*) malgré les bons résultats que nous avons obtenus avec le virus vaccin de nos revaccinés, nous conseillons d'employer pour les revaccinations, toutes les fois qu'on le peut, le virus vaccin pris sur les boutons d'*enfant*, au moment où ils sont encore peu développés, au moment où le liquide préservateur est le plus actif, le plus énergique, c'est-à-dire au cinquième, sixième, septième jour de l'inoculation, quant les pustules ne sont point en retard.

(*) Nota. Voir notre mémoire intitulé : *Nouveau Procédé de conservation du virus vaccin*, 1855.

CHAPITRE CINQUIÈME.

Quelques mots sur les moyens qui nous paraissent les plus favorables à la propagation de la vaccine supplémentaire.

Le premier vœu que nous émettons est que l'académie impériale de médecine, que tous les comités de vaccine des chefs-lieux des départements et des arrondissements de France s'occupent, d'une manière plus particulière qu'ils ne l'ont fait jusqu'ici, de la revaccination.

Depuis 1810, ils ont cité bien des cas de petite vérole après vaccination; ils ont signalé bien des vaccinations supplémentaires, qui ont répondu aux vaccinateurs par des résultats affirmatifs; ils ont mentionné les opinions diverses émises sur la revaccination, mais nous n'avons lu, nulle part, que la science se soit prononcée officiellement et qu'elle ait conseillé les moyens propres à favoriser sa propagation.

On croirait que cette doctrine est encore en état d'expérimentation !

Cependant le nombre des succès est tellement grand aujourd'hui; l'expérience, ce régulateur des discussions scientifiques, ce juge suprême des consciences timorées, s'est, suivant nous, si bien déclarée en faveur de la vaccine supplémentaire, que nous pensons que le doute n'est plus permis, que l'attente est une faute, et que l'on ne doit plus songer qu'à la populariser, qu'à la répandre universellement.

On doit faire pour la revaccination ce que l'on a fait, ce que l'on fait pour la première vaccine.

Notre vœu le plus grand est que l'académie impériale de médecine, ce tribunal scientifique, jugeant en dernier ressort, la recommande officiellement et d'une manière toute particulière au gouvernement.

Si l'académie, dans sa haute prudence, ne croit pas que les éléments soient suffisants pour fixer d'une manière *absolue* la science, et pour faire de la revaccination une nécessité de pratique, qu'elle fasse un appel général à tous les comités de vaccine, à tous les médecins, qu'elle mette sous sa protection, toute *spéciale*, la vaccine supplémentaire, et nous osons l'affirmer, tous les comités, tous les vaccinateurs s'empresseront de lui fournir de précieux matériaux, des faits concluants et affirmatifs.

Le zèle des uns et les efforts des autres s'accroîtront par la connaissance plus répandue des avantages incontestables de cette méthode.

Dès que l'académie aura appelé l'attention du gouvernement sur cette question d'un si grand intérêt pour la santé publique, celui-ci, si empressé à répandre dans les populations tout ce qui est utile et bon, exigera la revaccination dans les grands établissements qui dépendent directement de lui, dans les écoles, dans les lycées, etc. Il prescrira aux médecins de notre grande et magnifique armée, de revacciner plus particulièrement toutes les recrues. Dans l'armée, la revaccination donnerait non seulement satisfaction aux nombreuses récidives vaccinales, mais elle aurait encore l'immense avantage d'être une *large vérification* de la première vaccine. Très-certainement et seulement alors, le gouvernement n'aura plus, tous les ans, à déplorer avec nous la mort, dans nos hôpitaux, d'un nombre trop considérable de jeunes et vigoureux soldats, victimes de l'affreuse petite vérole. Il accordera des primes *spéciales*, des récompenses bien méritées aux vaccinateurs qui auront pratiqué le plus de revaccinations. Il fera, en un mot, pour la vaccine supplémentaire, tout ce que le premier Empire a fait pour la première vaccine, d'une manière si admirable et avec tant de succès.

Infailliblement, les conseils généraux, toujours prêts à encourager les pratiques qui intéressent le bien-être de leur pays, alloueront des fonds *spéciaux* destinés aux plus zélés propagateurs de la vaccine supplémentaire.

MM. les préfets et sous-préfets recevront des instructions pour faire pratiquer, par l'intermédiaire de MM. les maires, la revaccination dans les pensions, dans tous les établissements particuliers, dans les manufactures, dans les ateliers, dans les prisons et surtout dans les hôpitaux, etc.

Les populations entraînées par le grand exemple et les encouragements donnés par le gouvernement et par les conseils généraux qui, à tant de titres, ont une influence légitime sur les masses, guidées et encouragées par le clergé et par les ministres des différents cultes, qui ne feraient certainement pas défaut à une cause si salutaire, demanderaient aux médecins, aux sages-femmes, les bénéfices de la revaccination, comme elles s'empressent de réclamer ceux de la première vaccine.

Ajoutez à ces puissants mobiles, le désintéressement, le zèle infatigable et l'admirable dévouement des médecins, pour tout ce qui intéresse la santé et le bien-être de leurs semblables.

Notre plus intime conviction est que, seulement alors, la mère de famille provoquera pour son enfant âgé de 8, 10 et 15 ans, la vaccine supplémentaire, avec la même sollicitude qu'elle témoigne à l'adresse de la première vaccine, pour son très-jeune enfant.

Les sujets qui se rendent compte par eux-mêmes de leurs besoins et de leurs actions s'empresseront de demander aux vaccinateurs, non leurs conseils sur l'opportunité et la nécessité de la revaccination, mais la revaccination elle-même, pour prévenir un danger sinon imminent, du moins possible dans un temps plus ou moins éloigné.

La revaccination est non-seulement utile, nécessaire comme moyen prophilactique de la petite vérole, mais elle est, comme la première vaccine et comme nous l'avons prouvé ailleurs, un précieux agent thérapeutique pour combattre certaines maladies rebelles et améliorer certaines constitutions.

Nous regrettons que les limites que nous nous sommes imposées dans notre travail, ne nous aient point permis de nous étendre sur cette dernière proposition et de citer des faits nombreux et concluants.

La revaccination est une *grande vérité:* elle triomphera, nous l'espérons, des oppositions systématiques, de l'incrédulité comme de l'indifférence. Dieu veuille que cet avenir soit *très-prochain* !

La revaccination universelle sera un grand bienfait; grand pour l'humanité en prolongeant des existences; grand pour l'Etat auquel il conservera des sujets.

Simple manœuvre, nous avons apporté des matériaux au grand édifice de la science et de la pratique vaccinales. Nous désirons de toute la puissance de nos convictions, de toute l'ardeur de notre âme, qu'ils servent à la propagation de la revaccination, supplément indispensable de la première vaccine.

FIN.

Albi, Imprimerie de Maurice Papailhiau.

www.ingramcontent.com/pod-product-compliance
Ingram Content Group UK Ltd.
Pitfield, Milton Keynes, MK11 3LW, UK
UKHW021145230726
13926UKWH00002B/934